BEI GRIN MACHT SICH IHR WISSEN BEZAHLT

Gesundheitsförderung der Auszubildenden in Deutschland. Adjustierung nach Muskel-Skelett-Erkrankungen in handwerklichen Berufen

Hannes Hatten

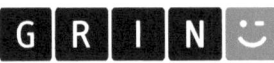

Bibliografische Information der Deutschen Nationalbibliothek:

Die Deutsche Nationalbibliothek verzeichnet diese Publikation in der Deutschen Nationalbibliografie; detaillierte bibliografische Daten sind im Internet über http://dnb.d-nb.de abrufbar.

ISBN: 9783346337924
Dieses Buch ist auch als E-Book erhältlich.

Hochschule für Angewandte Wissenschaften Hamburg

Fakultät Life Sciences

Studiengang Ökotrophologie

Gesundheitsförderung in Kitas und Schulen

Hausarbeit

Gesundheitsförderung der Auszubildenden in Deutschland adjustiert nach Muskel-Skelett-Erkrankungen in handwerklichen Ausbildungsberufen

Abgabetermin: 31.01.2018

Hannes Hatten

Inhaltsverzeichnis

1 Einleitung

1.1 Hintergrund

Die Ausbildung legt nach der schulischen Laufbahn für viele Jugendliche den Grundstein für das Berufsleben. 2015 waren es in Deutschland insgesamt 522.093 staatlich eingetragene Stellen, die von Auszubildenden belegt wurden. Das Angebot an Ausbildungsstellen in der handwerklichen Branche machte mit 149.133 Stellen und somit etwa 27,04% nach Industrie und Handel den zweit häufigsten Pfad für Auszubildende aus. (Bundesinstitut für Berufsbildung, 2016)

Gerade in den handwerklichen Ausbildungsberufen ist es wichtig, dass den Lehrlingen die Thematik der Gesundheit nahegelegt wird, um so gut wie möglich präventiv in die Entwicklung ihres physischen Gesundheitszustandes einzugreifen und somit sowohl die Lehrlinge als auch das Unternehmen (in Form von möglichen krankheitsbedingten Ausfällen und den daraus folgenden Kosten) zu entlasten.

Die Problematik, die sich aus fehlender und/oder unzureichender Bildung in diesem Bereich ergibt, ist deutlich an den Zahlen der bereits bestehenden Gesundheitsprobleme der Auszubildenden zu erkennen. Eine Untersuchung der AOK aus dem Jahr 2015 ergab, dass bereits etwa 21% der befragten Lehrlinge an Rückenschmerzen und/oder Verspannungen leiden – wobei etwa 57% der Befragten vermuten, die Beschwerden stehen in direktem Zusammenhang mit deren Tätigkeit. (Die Befragung von 1.295 Lehrlingen besteht zu 37% aus Lehrlingen des „verarbeitenden Gewerbes" mit einer nahezu identischen Geschlechtsverteilung und etwa 42% erfolgreich absolvierten Hochschulabschlüssen.) Auch das Essverhalten der Auszubildenden ist eher schlecht. So verzehren circa 57% der Befragten mehrmals die Woche Süßigkeiten, 27% nehmen kein tägliches Frühstück zu sich und etwa 16% kein tägliches Mittagessen, jedoch konsumieren 17% der Befragten mehrmals die Woche Fastfood. (Badura, Ducki, Schröder, Klose & Meyer, 2015)

Betrachtet man nun die momentan bestehenden gesundheitlichen Probleme der bereits ausgebildeten Arbeitnehmer, entwickeln sich die oben genannten Zahlen noch drastischer.

Bezogen auf den Sektor des Baugewerbes als Repräsentant der handwerklichen Berufe verspüren 39% der Arbeitnehmer eine erhöhte körperliche Belastung, welche sich möglicherweise zu Gesundheitsproblemen entwickeln könnte.

Daher kam es im Jahr 2014 zu insgesamt 156,3 Arbeitsunfähigkeitsfällen je 100 AOK-Mitgliedern mit einer durchschnittlichen Dauer von 13,1 Tagen. Den größten Anteil dieser Fehltage machten die durch Muskel-Skelett-Erkrankungen hervorgerufenen Beschwerden aus, die in den Jahren von 2006 bis 2014 einen stetigen Anstieg von insgesamt circa 15% zu verzeichnen hatten. Die Muskel-Skelett-Erkrankungen stellen im Baugewerbe mit etwa 20% den größten Teil, in allen Branchen mit circa 17% den zweit größten Teil, der Beschwerden dar. Die Betrachtung der Verteilung von Männern und Frauen in diesen Berufen zeigt auf, dass hauptsächlich Männer in diesen Berufen beschäftig und somit von der angesprochenen Problematik betroffen sind. (Badura et al., 2015)

Auch Untersuchungen der Techniker Krankenkasse von 2016 lassen ähnliche Zahlen und Problematiken deuten. So wurde in dem „Gesundheitsreport von Auszubildenden" ein Zuwachs der Muskel-Skelett-Erkrankungen bereits ab 2005 festgestellt, welcher ab 2014 wieder leicht abzuflachen scheint – jedoch sind diese Daten nicht branchenspezifisch aufgebaut und lassen somit keinerlei detailliertes Urteil zu. (Techniker Krankenkasse, 2017)

Zuletzt ist das Interesse der Lehrlinge an Angeboten der Gesundheitsförderung in den Unternehmen und Schulen ein wichtiger Aspekt, der in die später erläuterten und analysierten Präventionsmethoden mit einbezogen werden sollte. Generell ist zu vermerken, dass das Interesse der weiblichen Befragten deutlich höher ist als das der männlichen, was gerade in diesem Gewerbe, welches prozentual einen sehr hohen Anteil an Männern beinhaltet, ein Problem darstellt.

Unterschiedliche Angebote für die Prävention von Rückenproblemen stießen in allen Fällen von weniger als 30% der befragten Männer auf Interesse. Hingegen zeigen einige Beispiele, wie das eines halbtägigen Seminars in einem Kfz-Betrieb, welches einherging mit verschiedenen Pflichtmodulen, eine sehr positive Rückmeldung der Auszubildenden in Form der Bewertung: Note 1,5. (Badura et al., 2015)

Gerade hier muss ein passender Ansatz gefunden werden, der möglicherweise das fehlende Interesse der Lehrlinge umgeht und somit zu einer Besserung der bestehenden Problematik beitragen kann.

1.2 Funktionelle Anatomie und Biomechanik des Rückens

Anatomisch betrachtet besteht der Rücken aus zwei Komponenten: Die Wirbelsäule und die dazugehörige Muskulatur. Die Wirbelsäule setzt sich aus insgesamt 24 Wirbeln, die in sieben Halswirbel, zwölf Brustwirbel und fünf Lendenwirbel unterteilt sind, dem Kreuzbeinknochen und dem Steißbeinknochen, zusammen. Zwischen den einzelnen Wirbeln befindet sich jeweils eine Bandscheibe, welche durch ihre vergleichsweise weiche und elastische Zusammensetzung ein bewegliches Polster darstellt und somit die unterschiedlichen Bewegungen des Körpers und demzufolge die der Wirbelsäule gewährleisten kann. (D. Kindersley, 2000)

Im Laufe der Zeit, mit zunehmendem Alter, werden die Bandscheiben durch tägliche Bewegung immer dünner; das Risiko der rückenbedingten Beschwerden somit höher. Zusätzlich verlaufen durch das Rückenmark in der Wirbelsäule lebenswichtige Nervenbahnen, vom Gehirn bis in die äußersten Extremitäten, die einen wichtigen Aspekt für das Laufen darstellen. (Institute for Quality and Efficiency in Health Care, 2015)

Die Rückenmuskulatur hingegen besteht aus deutlich weniger Bestandteilen. Den größten Teil des Rückens bildet der Breite Rückenmuskel (lat. musculus latissimus dorsi). Weitere Muskeln des Rückens sind sowohl der Trapezmuskel, der große Rautenmuskel, der Untergrätenmuskel als auch der große und kleine Rundmuskel. (D. Kindersley, 2000)

Das Zusammenspiel von Muskulatur und Wirbelsäule stellt eine wichtige Funktion des Körpers dar und ist für die Lebensqualität in vielerlei Hinsicht essenziell. Eine Muskel-Skelett-Erkrankung im Bereich des Rückens kann demnach schwerwiegende Folgen nach sich ziehen und muss vermieden werden.

1.3 Definition: Muskel- Skeletterkrankungen

„Der Begriff *Muskel-Skelett-Erkrankungen* ist ein Sammelbegriff, unter dem Erkrankungen des Muskel-Skelett-Systems, dem sogenannten Stütz- und Bewegungssystem verstanden werden, (z.B. Caffier, 2007). Damit können alle Bereiche dieses Systems wie Bänder, Blutgefäße, Knorpel, Sehnen, Knochen etc. betroffen sein.

Unter den Begriff fallen sämtliche Formen der gesundheitlichen Beeinträchtigung, von der leichten und zeitlich kurz währenden Befindlichkeitsstörung bis zu schweren chronischen, irreversiblen Schädigungen. Darüber hinaus wird zwischen funktionellen Störungen ohne nachweisbare Strukturbeeinträchtigung und morphologischem Schaden mit entsprechenden strukturellen Veränderungen differenziert. Strukturelle Veränderungen (z.b. altersbedingter Verschleiß) werden allerdings im Rahmen von Routineuntersuchungen auch bei vielen gesunden Menschen nachgewiesen und haben nicht automatisch einen Krankheitswert." (Sandrock, 2009)

Da Rückenschmerzen, und hauptsächlich die des unteren Rückens, die häufigsten Beschwerden der Muskel-Skelett-Erkrankungen ausmachen, wird der Schwerpunkt auf diese im Folgenden bei den verwendeten Studien, der Analyse und den Präventionsmaßnahmen gelegt.

1.4 Setting: Handwerkliche Ausbildung

Das Setting einer handwerklichen Ausbildung ist auf Grund des großen Angebotes verschiedener Ausbildungen in unterschiedlichen Branchen nicht einheitlich abgrenzbar. Aus diesem Grund wird sich im weiteren Verlauf der Arbeit auf das Baugewerbe bezogen. Anhand der Ausbildungsberufe „Maurer/in" und „Bodenleger/in" wird der Aufbau einer solchen Ausbildung im Baugewerbe beispielhaft dargestellt:

Die Durchschnittliche Ausbildungsdauer beträgt jeweils drei Jahre und besteht sowohl aus einem praktischen als auch einem theoretischen Teil, welcher in einer Berufsschule absolviert wird. Theoretische Ausbildungsinhalte stellen, je nach Beruf, unterschiedliche Felder im Bereich „Recht", „Kundenorientierung", „Arbeiten im Team" und „Kommunikationstechniken" dar.

Positiv auffällig ist, dass in nahezu allen für die Arbeit ausgewerteten Ausbildungen die Thematik der „Sicherheit und Gesundheitsschutz bei der Arbeit" ein Bestandteil der theoretischen Ausbildung ausmacht. Wie und was genau während dieser Einheiten im Unterricht an die Auszubildenden vermittelt wird unterschiedet sich jedoch von Beruf zu Beruf. (Deutscher Handwerkskammertag e.V., 2017)

2 Ziel der Arbeit

Das Ziel der Hausarbeit liegt in der Darlegung einer bestehenden Problematik des Gesundheitszustandes der Arbeitnehmer im handwerklichen Bereich. Diese Problematik soll zunächst analysiert werden und im Laufe der Arbeit anhand von Studien und bereits erprobten Methoden zum präventiven Eingriff als auch eigenen Ideen die Behebung besagter Problematik auf theoretischer Ebene lösen.

3 Material und Methodik

3.1 Literatur Recherche

Die in dieser Hausarbeit getroffenen Aussagen und Präventionsvorschläge basieren hauptsächlich auf zwei Studien, welche den Gesundheitszustand und mögliche Risikofaktoren von Arbeitnehmern in der bauwerklichen Branche in Deutschland untersuchen. Diese Studien sollen die Aussagen des „Fehlzeiten-Reports" der „AOK" von 2015 als auch den „Gesundheitsreport – Gesundheit von Auszubildenden" der Techniker Krankenkasse unterstützen und weiterhin die dort getroffenen Aussagen auf eine direkte Gruppe von Arbeitnehmern in einer Branche beziehen. Somit ist gewährleistet, dass die hier getroffenen Aussagen und Vorschläge zu möglichen präventiven Maßnahmen im richtigen Setting stattfinden und somit nicht die Zielgruppe verfehlen. Die Recherche zum Thema fand in erster Linie über das Internet und die dort vorhandenen Quellen und Literatur statt. Der „Fehlzeiten-Report 2015" als auch den „Gesundheitsreport – Gesundheit von Auszubildenden" konnten sofort über den direkten Suchbegriff bei „Google Scholar" gefunden und aufgerufen werden.

Die Studien hingegen wurden über den „British Medical Journal" abgerufen, nachdem eine Recherche über „Google Scholar" zu den Suchbegriffen „construcion" [und] „workers" [und] "skeletal" [und] „disease" zu diesen verwies.

Zudem wurde ein Buch zur Hilfe gezogen, welches sich mit den Muskel- und Skeletterkrankungen beschäftigt und einen tieferen Einblick in diese Thematik als auch präventive Maßnahmen bietet. Das Buch „Beweglich? Muskel-Skelett-Erkrankungen – Ursachen, Risikofaktoren und präventive Ansätze " von Dr. Jennifer Anders, Prof. Dr. Dr. Winfried Banzer und anderen Autoren wurde zu Beginn der Recherche im Onlinebestand der Universität Hamburg abgerufen, nachdem in der „Deutschen Digitalen Bibliothek" einige Werke zum Thema gesucht wurden.

Über die Funktion „Ähnliche Objekte" des Buches „Prävention arbeitsbedingter Rücken- und Gelenkerkrankungen: Ergonomie und arbeitsmedizinische Praxis" wurde dann das verwendete Buch gefunden. Genutzt wurden die Suchbegriffe „Prävention" [und] „Muskel-Skelett-Erkrankungen". Alle weiteren verwendeten Quellen in dieser Hausarbeit ergaben sich im Verlauf der Arbeit und dienen lediglich Entnahme von Bestandteilen, welche keiner Grundlage, sondern eher einer Erweiterung der Informationsvermittlung dienen.

3.2 Vorstellung der Studien

Zur beispielhaften Darlegung der Problematik wurden zwei Studien herangezogen, welche sich mit Risikofaktoren der Erkrankungen in der handwerklichen Branche beschäftigen. Beide Studien wurden in Deutschland durchgeführt und umfassen eine relativ hohe Teilnahme an Probanden. Somit ist sowohl eine alters- als auch branchenübergreifende Stichprobe gewährleistet, welche gut fundierte und allgemein gültige Aussagen treffen kann.

Bei der Studie „Construction work and risk of occupational disability: a ten year follow up of 14 474 male workers" handelt es sich um eine in 2005 durchgeführte Kohorten Studie mit dem Ziel ein detailliertes Muster der Ursachen berufsbedingter Arbeitsunfähigkeit und Erkrankungen zu erstellen. Die verwendete Methodik zur Erhebung besagter Daten erfolgte durch die Untersuchung von 14.474 männlichen Arbeitnehmern des bauwerklichen Gewerbes zwischen 25 und 64 Jahren, welche zuvor zwischen 1986 und 1992 einer beruflichen Gesundheitsuntersuchung unterzogen wurden. Zudem fand eine Verlinkung der Studie mit der zuständigen Rentenversicherung statt. Alle erhobenen Daten wurden mit einem 95% confidence interval standardisiert und errechnet durch den Vergleich zur generellen Arbeitnehmerschaft in Deutschland. (Arndt, Rothenbacher, Daniel, Zschenderlein, Schuberth & Brenner,2005)

Die Studie „Cohort study of occupational risk factors of low back pain in construction workers"
beschäftigt sich hingegen ausschließlich mit der Erkrankung des unteren Rückens. Auch bei dieser
handelt es sich um eine Kohorten Studie aus Hamburg.

Das Ziel der Studie ist die Erhebung von Faktoren für die Entstehung von Schmerzen im Bereich
des unteren Rückens. Zur Verfolgung dieses Ziels wurden im Jahr 1999 insgesamt 571 männliche
Arbeitnehmer des bauwerklichen Gewerbes zwischen 17 und 59 Jahren, welche zuvor zwei
Interviews als auch eine körperliche Untersuchung durchliefen, in die Beobachtung über 12
Monate einbezogen. Alle erhobenen Daten wurden mit einem 95% confidence interval
standardisiert. (Latza, Karmaus, Stürmer, Steiner, Neth & Rehder,1999)

3.3 Bestehende Präventionsmethoden

3.3.1 Körperliche Methoden

Es ist naheliegend bei der körperlichen Problematik präventiv genau an diesem Punkt einzugreifen.
Daher werden im Folgenden drei von mehreren, häufig verwendeten, Methoden vorgestellt, welche
die Rückengesundheit unterstützen sollen und in Kapitel 4 auf ihre Wirksamkeit untersucht
werden.

- **Schulungen oder Trainings** sind eine Form der Prävention, die auf der Ebene der Bildung
  des Arbeitnehmers ihre Wirkung finden sollen. In diesen sowohl theoretischen als auch
  praktischen Schulungseinheiten werden Informationen zur Körperhaltung, zum Heben und
  Tragen als auch der Ergonomie vermittelt. Diese Schulungen können sowohl im
  Unternehmen, in Schulen oder direkt vor Ort bei den zuständigen Anbietern stattfinden.
  Die Lerninhalte sind größtenteils identisch, dennoch kann es bei verschiedenen Anbietern
  zu leicht unterschiedlichen Lerninhalten oder Zusatzleistungen kommen. (Akon, 2017)
  (Columna-Obersulm, 2017)

- **Körperliche Übungsprogramme** sind Methoden mit dem Ziel die physische Belastbarkeit als auch die Beweglichkeit und Flexibilität der Muskulatur zu verbessern. Zudem können die Übungen schmerzlindernd wirken, sollte es bereits zu Beschwerden gekommen sein. Somit stellt diese Methode sowohl eine Prävention als auch eine Intervention dar. (Badura, Schröder & Vetter, 2008)

- **Lumbale Stützgürtel** sind physische Hilfsmittel, die am Körper angebracht werden und dort durch ihre Funktion den Rumpf stabilisieren, den Träger daran erinnern Hebevorgänge bewusster und vorsichtiger durchzuführen und den intraabdominellen Druck senken. (Lühmann, Burkhardt-Hammer, Stoll & Raspe, 2006)

3.3.2 Ernährungsbedingte Methoden

Zwar sind die körperlichen Aktivitäten und Präventionsmaßnahmen häufig die ersten, die bei Muskel-Skelett-Erkrankungen in Betracht gezogen werden, jedoch kann die Ernährung auch einen positiven Beitrag zur Prävention von Beschwerden beitragen.

Zwar gibt es keine konkreten ernährungsbedingten Maßnahmen, allerdings kann die Betrachtung von bestimmten Mikro- und Makronährstoffen und ein somit ausgewogener Ernährungsstil dazu beitragen, ein gesundes, funktionsfähiges Muskel-Skelett-System aufrecht zu erhalten und Problemen wie Verschleiß vorbeugen.

Eine wichtige Rolle für die Funktionalität der Knochen spielen hier hauptsächlich Kalzium, Phosphor, Vitamin D, Vitamin C und Vitamin A, welche im Knochenstoffwechsel ihre Verwendung finden. Für die Muskulatur hingegen spielen Nährstoffe wie Magnesium und Zink, im Besonderen Proteine für den Erhalt und Aufbau, eine wichtige Rolle. (Anders, 2008)

Anhand der in Kapitel 1 aufgelisteten Problematik bezogen auf das Essverhalten der Auszubildenden ist es offensichtlich essenziell, eine Form der ernährungsbezogenen Bildung in die Ausbildung einzuführen, um auch auf dieser Ebene präventiv wirken zu können.

Ebenso wird dadurch die Bekämpfung der anderen nicht übertragbaren Krankheiten wie Herz-Kreislauf-Erkrankungen, Adipositas, Diabetes mellitus Typ 2 und Krebserkrankungen gefördert. (World Heatlh Organisation, 2015)

Die Behebung dieser Krankheiten dient zwar nicht in direkter Weise der Inzidenzminderung von Muskel-Skelett-Erkrankungen, bildet jedoch ein wichtiges Fundament für einen gesunden Lebensstil, welcher sowohl den Auszubildenden, als auch den Unternehmen in Form von verminderten Ausgaben durch Arbeitsunfähigkeit der Arbeitnehmer, entlastet.

4 Ergebnisse

4.1 Studien: Daten der Evaluation

Die Ergebnisse beider Studien belegen die von der AOK und Techniker Krankenkasse durch Umfragen erhobenen Daten und bieten einen weiteren Einblick in den zeitlichen Verlauf der Erkrankungen als auch die Verteilung auf die verschiedenen Altersgruppen.

Die Ursachenauflistung für die Erwerbsunfähigkeit weist in Betrachtung der gesamten Stichprobe mit 45% die Muskel-Skelett-Erkrankungen als Hauptursache auf. In den einzelnen Altersgruppen ist diese Verteilung von jung nach alt tendenziell steigend, macht jedoch durchgehend den höchsten Prozentsatz aus. Bei den 25 bis 39-Jährigen sind es 25%, den 60 bis 64-Jährigen sogar 56%. Die Erkrankungen des Kreislaufs machen mit insgesamt 19% die zweithäufigste Ursache aus. Auch der Vergleich mit der Referenzgruppe der „generellen Arbeitnehmerschaft" zeigt eine deutlich höhere Belastung der im Baugewerbe tätigen Arbeitnehmer in nahezu allen durch die „Internationale statistische Klassifikation der Krankheiten und verwandter Gesundheitsprobleme" klassifizierten Krankheiten. Bezogen auf die Muskel-Skelett-Erkrankungen weisen die erhobenen Zahlen sogar eine mehr als doppelt so hohe Wahrscheinlichkeit auf, an einer solchen Erkrankung in besagtem Gewerbe zu leiden. (Arndt et al., 2005)

Eine Unterteilung der Tätigkeitsbereiche einzelner handwerklicher Berufe stellt eine weitere Möglichkeit dar, einen guten und wichtigen Ansatz für zukünftige Präventionen zu finden.

Von den in Hamburg untersuchten Bauarbeitern, welche an einem Follow-Up teilnahmen (n=230) litten etwa 31% an Schmerzen des unteren Rückens, etwa 23% Schmerzen während oder nach ungewöhnlichen Bewegungen, circa 12% dauerhafte Schmerzen, rund 15% plötzliche Schmerzattacken (Lumbago) und etwa 10% Schmerzen des unteren Rückens, der sich bis in die Beine zieht. Diese Daten wurden in Verbindung mit den Tätigkeiten der Arbeitnehmer gebracht, um die auftretenden Schmerzen mit genauen Tätigkeitsfeldern in Verbindung zu bringen. Bei den generellen Tätigkeiten, welche von verschiedenen Gruppen ausgeführt werden, sind „Transport von Material", „Auf- und Abladen von Material" und „Baugerüst"-bezogene Arbeiten die häufigsten mit Rückenschmerzen in Verbindung gebrachten Arbeitsvorgänge. Die häufigsten schmerzassoziierten Tätigkeiten der einzelnen Arbeitsgruppen sehen wie folgt aus:

Bei den Zimmerleuten und den Betonbauern das „Errichten von Dachstrukturen" sowie das „Sägen von Holz", für die Maler das „Malen mit Pinsel" als auch das „Malen mit Rolle", bei den Maurern der „Abriss", das „Pflastern" und das „Mixen von Mörtel". Zudem wird das Gewicht des verwendeten Materials der Maurer in drei Gewichtsklassen unterteilt, welche mit steigendem Gewicht eine zunehmende Assoziation mit Rückenscherzen verbuchen. (Latza et al., 1999)

Beide Studien untermauern in ihrer eigenen Art und Weise eine weitgreifende, gefährliche Problematik, bieten jedoch auf Grund ihrer detaillierten und spezifischen Untersuchungsmethoden einen wichtigen Angriffspunkt:

Prävention statt Intervention, zwangsläufig direkt während der Ausbildung, um der Entwicklung diverser Erkrankungen – vor allem der Muskel-Skelett-Erkrankungen – entgegenzuwirken, die Gruppe der jungen Arbeitnehmer gebildet in das Arbeitsleben zu schicken und somit über einen langen Zeitraum alle Altersgruppen zu entlasten.

4.2 Wirkung der Methodik

Die körperlichen Präventionsmethoden sind am einfachsten während der Ausbildung durchsetzbar, da diese keine allzu große Veränderung des Lebensstils des Betroffenen fordern und vergleichsweise relativ simpel zu untersuchen sind. Die ernährungsbedingte Prävention hingegen erfordert in vielen Fällen eine komplette Umstrukturierung des Ernährungsstils, was wiederrum außerhalb des Settings schwer zu überprüfen und durchzusetzen ist. Daher werden in diesem Kapitel nur die körperlichen Methoden auf ihre Wirksamkeit untersucht.

- **Schulungen oder Trainings** sind nach einigen Untersuchungen die am wenigsten effektive Präventionsmethode. Zwar sind diese Ergebnisse durch Studien erhoben worden, welche lediglich kleine – jedoch viele – Stichproben enthielten und diese nur im Sektor des Gesundheitswesens (hauptsächlich Krankenschwestern). Die Resultate der Erhebung legen jedoch nahe, dass in vielen Fällen die vermittelten Lerninhalte nur einen geringen, manchmal sogar keinen positiven Effekt nach sich zogen. (Maher, 2000) (Hignett, 2003) Eine rein erzieherische Präventionsmethodik ist demnach nicht zu empfehlen.

- **Körperliche Übungsprogramme** scheinen zugleich eine intervenierende Wirkung in Form der Schmerzlinderung zu haben. (C. Maher, 2000) Diese Wirkung ist somit nicht nur für die Lehrlinge während der Ausbildung, sondern auch für die bereits im Unternehmen angestellten Arbeitnehmer, sollten sie von Beschwerden geplagt sein, von Nutzen. Von den genannten Methoden ist diese laut aktuellem Forschungsstand die effektivste. Es ist jedoch offenbar wichtig, dass diese über einen langen Zeitraum ihre Anwendung finden, um so effektiv wie möglich greifen zu können. (Lühmann et al., 2006)

- **Lumbale Stützgürtel** hingegen scheinen keinen positiven Effekt auf die Minderung von Muskel-Skelett-Erkrankungen und den damit einhergehenden krankheitsbedingten Fehlzeiten zu haben. (Lühmann et al., 2006) Auch Hochrisikogruppen, wie die in dieser Arbeit angesprochenen handwerklichen Berufsgruppen, finden nicht unbedingt einen signifikanten Nutzen der lumbalen Stützgürtel. (Poppel, 1998)

5 Diskussion

5.1 Aussichten und Vorschläge

Angesichts der in Kapitel 4 beschriebenen und als häufig „nicht wirksam" oder nur „bedingt wirksam" kategorisierten Methoden verbleiben lediglich die interdisziplinären Präventionsmethoden. Laut verschiedener Studien Reviews werden diese als einer der deutlich effektiveren bezeichnet.

So wurde beispielsweise bei einem Review von insgesamt etwa 100 Studien eine Erfolgsquote der positiven Effekte von nahezu 50% ermittelt. (Karsh, Moro & Smith, 2010)

Die interdisziplinäre Methodik beschreibt generell die Kombination verschiedener methodischer Disziplinen, d.h., „mehrere Disziplinen betreffend, zwischen Disziplinen bestehend" (Duden, 2004, S. 502). Angewandt auf die Thematik der Prävention von Muskel-Skelett-Erkrankungen beschreib diese Methodik eine Kombination von praktischen und theoretischen Schulungseinheiten als auch Hilfsmitteln in einem undefinierten Zusammenhang und Umfang.

In dem in Kapitel 1 beschriebenen Setting mehrerer handwerklicher Ausbildungsberufe wurde bereits erläutert, dass die Gesundheitsbildung der Auszubildenden ein Teil der Lehre ausmacht. Da der Umfang besagter Bildung nicht näher erläutert wurde, wird davon ausgegangen, dass dieser nicht interdisziplinär, sondern auf Grund des geringeren zeitlichen als auch finanziellen Aufwands, rein erzieherischen Ursprungs ist. Eine mögliche interdisziplinäre Methode währe folgende:

Die Implementierung eines berufsbildbezogenen, physisch aktiven Programms, welches im Rahmen des Settings in der Schule als auch im Unternehmen durchgeführt wird. Die Art und Weise der hier durchgeführten Aktivitäten als auch der Umfang, d.h., die Häufigkeit, in der besagtes Programm durchgeführt wird, müssen berufsspezifisch sein und präventiv den Tätigkeitsbereich der Auszubildenden im späteren Beruf abdecken. Hinzu kommen verschiedene erzieherische Maßnahmen, welche in der Schule aufgegriffen werden und den theoretischen Teil der Prävention beinhalten. Möglicherweise können auch technische Hilfsmittel wie der lumbale Tragegurt eingesetzt werden, da einige handwerkliche Berufe in die Gruppe der Arbeitnehmer mit einem erhöhten Risiko für Rückenerkrankungen fallen.

Eine solche Unterrichtseinheit könnte folgende Bereiche beinhalten:

- Anatomie des Menschen, hauptsächlich Rücken und Unterkörper (je nach Beruf)
- Korrektes Heben, richtige Haltung während verschiedener Tätigkeiten
- Gesunde und ausgewogene Ernährung (Theorie)
    - Möglicherweise (je nach finanziellen Möglichkeiten) auch Angebote wie Kurse wie „Kochen für Azubis" oder „Gesundes Frühstück in fünf Minuten"
- Schriftliche Prüfungen des Erlernten (beispielsweise jährlich)

Eine praktische Übung hingegen wie folgt:

- Anwendung theoretisch erlernter Inhalte
- Je nach Beruf: Ausdauer-, Kraft-, Dehn- und/oder Entspannungsübungen
- Prüfungen des Erlernten (beispielsweise jährlich)

Zwar wurde in dieser Arbeit die Wirksamkeit der ernährungsbedingten Prävention für Muskel-Skeletterkrankungen nicht genauer erläutert. Anhand von Aussagen der „World Health Organisation" ist jedoch dargelegt, dass eine gesunde, ausgewogene Ernährung vielen Erkrankungen vorbeugen kann. (World Heatlh Organisation, 2015) Weitgehend wurde in vorherigen Kapiteln der schlechte Ernährungszustand der Auszubildenden diskutiert. Dieser muss zukünftig verbessert werden. Obgleich der Nutzen einer Prävention der Muskel-Skelett-Erkrankungen dient oder der unspezifischen Verbesserung des Gesundheitszustandes, ist demnach vorerst irrelevant. In jedem Fall zieht eine solche Maßnahme positive Auswirkungen nach sich. Eine solche ernährungsspezifische Maßnahme könnte in Form des „Nudging" stattfinden, d.h., „[...] alle Maßnahmen, mit denen Entscheidungsarchitekten das Verhalten von Menschen in vorhersagbarer Weise verändern können, ohne irgendwelche Optionen auszuschließen oder wirtschaftliche Anreize stark zu verändern." (Thaler & Sunstein, 2009) Sowohl im Rahmen der Schule als auch des Unternehmens könnten diese ihren Platz finden. Dies könnte beispielsweise durch die durchdachte Platzierung von gesunden, ausgewogenen und nahrhaften Lebensmitteln mit einer hohen Nährstoffdichte in Pausenräumen, Mensen oder anderen Räumlichkeiten geschehen. Des weiteren wäre an eine Integrierung des Aspektes der Ernährung für die Gesundheit in dem oben beschriebenen Unterricht zu denken. Auch in diesem Rahmen kann es zu Prüfungen kommen, die das, im Unterricht, erlernte abfragen. Um zu verhindern, dass diese Form des Unterrichts rein erzieherisch bleibt und somit in der Wirksamkeit eher weniger durchsetzungsfähig ist, können zusätzlich aktive Programme in den Schulen angeboten werden (siehe oben). Diese Programme oder Workshops könnten möglichweise die Form eines gesunden Kochkurses annehmen und den Auszubildenden zeigen, wie sie sich schnell und günstig in den eigenen vier Wänden Mahlzeiten zubereiten können. Die Implementierung von Prüfungen der erlernten Inhalte (sowohl erzieherischen als auch praktischen Ursprungs) bietet eine Variante der Evaluation.

Die Wirksamkeit eines solchen Programmes kann in Form von weiteren Befragungen und Gesundheitsuntersuchungen stattfinden. Die hier erhobenen Daten werden dann mit den bereits zuvor erhobenen verglichen um ein Resultat ziehen zu können. Nachdem Resultate gezogen wurden, können diese für die Weiterentwicklung der Programme verwendet werden. Bestehende Probleme können behoben, Stärken des Programms weitergehend gefördert werden.

5.2 Fazit

Betrachtet man die mögliche Entwicklung des Gesundheitszustandes der Auszubildenden im späteren Berufsleben und der bereits bestehenden Problematik der Arbeitnehmer aller Altersklassen der Muskel-Skelett-Erkrankungen stellt man fest, dass etwas geschehen muss. Die größte Herausforderung ist sicherlich zum einen das fehlende Interesse der Auszubildenden, zum anderen die finanziellen Hürden einer Implementierung verschlagener Methoden in kleineren Unternehmen. Bezüglich des fehlenden Interesses sollten die Präventionsmethoden nicht freiwillig, sondern als fester Bestandteil der Ausbildung gehandhabt werden. Da viele Angebote von den Lehrlingen mit guten Noten bei Befragungen bewertet wurden, scheint es oftmals nur an dem „ersten Schritt" zu liegen, welcher durch eine in die Ausbildungsstruktur eingebaute Methode wegfällt. Die finanzielle Hürde hingegen muss gegebenenfalls von der Gemeinde/des Bezirks oder gegebenenfalls vom Staat beseitigt werden. Dies könnte durch finanzielle Unterstützung bis, beispielsweise, hin zu einer gewissen Unternehmensgröße gewährleistet werden. Die verwendete Methodik sollte auf Grund des aktuellen Forschungsstands eine interdisziplinäre Methodik umfassen, welche nicht nur kurzzeitig, sondern über einen langen Zeitraum repetitiv durchgeführt werden sollte. Zudem können die physisch aktiven Programme nebenbei eine intervenierende Wirkung zeigen. Diese Wirkung ist angesichts des Gesundheitszustandes der Auszubildenden in Deutschland wünschenswert und sollte keinesfalls außer Acht gelassen werden.

Auch gegen den deutlich schlechten Ernährungszustand und den damit einhergehenden Erkrankungen des Skelett-Muskel-Systems als auch anderer Funktionen des Körpers sollte auch die Thematik der Ernährung ein fester Bestandteil in der Bildungsstruktur einer jeden Ausbildung sein, sowohl handwerklich als auch allen anderen.

Auch wenn der aktuelle Forschungsstand recht umfangreich und breit gefächert ist, muss noch einiges geschehen, bis eine rundum effektive, kostengünstige und allgegenwertig angewandte Methode in die handwerklichen Ausbildungsberufe Deutschlands implementiert werden kann. Ist dies geschehen kann so der extrem schlechte Gesundheitszustand betroffener Arbeitnehmer verbessert werden.

6 Literaturverzeichnis

Akon. (2017). *akon.de*. Abgerufen am 29. Dezember 2017 von
https://www.akon.de/praeventionskurse-Rueckenschule-Rueckenfit-
17.html?token=2e62e8ad01409f51ab7aabeaca8a7ac1#RS

B. Badura, A. D. (Juni 2015). Fehlzeiten-Report 2015. (AOK, Hrsg.) Berlin: Springer Verlag.

B. Badura, H. S. (2008). Fehlzeiten-Report 2008. Bielefeld: Springer.

B. Karsh, F. M. (26. November 2010). *The efficacy of workplace ergonomic interventions to control musculoskeletal disorders: A critical analysis of the peer-reviewed literature*. Abgerufen am 03. Januar 2018 von
http://www.tandfonline.com/doi/pdf/10.1080/14639220152644533?needAccess=true

Bundesinstitut für Berufsbildung. (2016). *Datenreport zum Berufsbildungsbericht 2016*. Abgerufen am 29. Dezember 2017 von Datenreport zum Berufsbildungsbericht 2016: https://www.bibb.de/dokumente/pdf/bibb_datenreport_2016.pdf

C. Maher. (2000). *A systematic review of workplace interventions to prevent low back pain*. Abgerufen am 02. Januar 2018 von https://ac.els-cdn.com/S0004951414602877/1-s2.0-
S0004951414602877-main.pdf?_tid=2886919c-efe0-11e7-a3ae-
00000aab0f6b&acdnat=1514913349_a816e7cbf457f8286b1c6d4b95bd7e65

Columna-Obersulm. (2017). *Columna-Obersulm*. Abgerufen am 29. Dezember 2017 von
https://www.columna-obersulm.de/kurse/rückenschule-im-betrieb-firmenfitness/

D. Kindersley. (2000). *Das Visuelle Lexikon* (Sonderauflage des ADAC Ausg.). München: ADAC Verlag.

D. Lühmann, T. B.-H. (2006). *Prävention rezidivierender Rücken- schmerzen.* Abgerufen am 02. Januar 2018 von https://portal.dimdi.de/de/hta/hta_berichte/hta134_bericht_de.pdf

Deutscher Handwerkskammertag e.V. (2017). *Handwerk.de.* Abgerufen am 28. Dezember 2017 von https://handwerk.de/gewerbe

Dr. J. Anders, P. D. (2008). *Beweglich?: Muskel-Skelett-Erkrankungen - Ursachen, Risikofaktoren und präventive Ansätze* (1. Auflage Ausg.). Heidelberg: Springer Verlag.

Dudenredaktion. (2004). *Duden* (23. Auflage Ausg., Bd. 1). Mannheim: Duden Verlag.

Hignett, S. (14. Februar 2003). *Intervention strategies to reduce musculoskeletal injuries associated with handling patients: a systematic review.* Abgerufen am 02. Januar 2018 von https://www.ncbi.nlm.nih.gov/pmc/articles/PMC1740617/pdf/v060p000e6.pdf

Institute for Quality and Efficiency in Health Care. (02. Dezember 2015). *PubMed Health.* Abgerufen am 28. Dezember 2017 von https://www.ncbi.nlm.nih.gov/pubmedhealth/PMH0072652/

M. N. M. van Poppel, B. W. (10. Juni 1998). *Lumbar Supports and Education for the Prevention of Low Back Pain in Industry A Randomized Controlled Trial.* Abgerufen am 02. Januar 2018 von https://jamanetwork.com/journals/jama/fullarticle/187623

R. H. Thaler, C. R. (2009). *Nudge – Wie man kluge Entscheidungen anstösst* (Bd. 1). Berlin: Ullstein Buchverlage GmbH.

Sandrock, S. (2009). *Arbeitswissenschaft.net.* Abgerufen am 27. Dezember 2017 von https://www.arbeitswissenschaft.net/fileadmin/user_upload/Material_WiMa/Sandrock/Mu skel-Skelett-Erkrankungen_mit_Schwerpunkt_Rueckenschmerzen_-_Einflussgroessen_und_moegliche_Praeventionsansaetze.pdf

Techniker Krankenkasse. (Juni 2017). *Gesundheitsreport 2017.* Abgerufen am 26. Dezember 2017 von https://www.tk.de/centaurus/servlet/contentblob/942842/Datei/69653/Gesundheitsreport-2017-Arbeitsunfaehigkeit.pdf

U. Latza, W. K. (15. September 1999). *British Medical Jorunal.* Abgerufen am 25. Dezember 2017 von Cohort study of occupational risk factors of low back pain in construction workers: http://oem.bmj.com/content/oemed/57/1/28.full.pdf

V. Arndt, D. R. (2. März 2005). *British Medical Journal.* Abgerufen am 25. Dezember 2017 von Construction work and risk of occupational disability: a ten year follow up of 14 474 male workers: http://oem.bmj.com/content/oemed/62/8/559.full.pdf

World Heatlh Organisation. (12. November 2015). *Weltgesundheitsorganisation.* Abgerufen am 26. Dezember 2017 von http://www.euro.who.int/de/health-topics/noncommunicable-diseases/pages/news/news/2015/11/physical-inactivity-and-diabetes

BEI GRIN MACHT SICH IHR WISSEN BEZAHLT

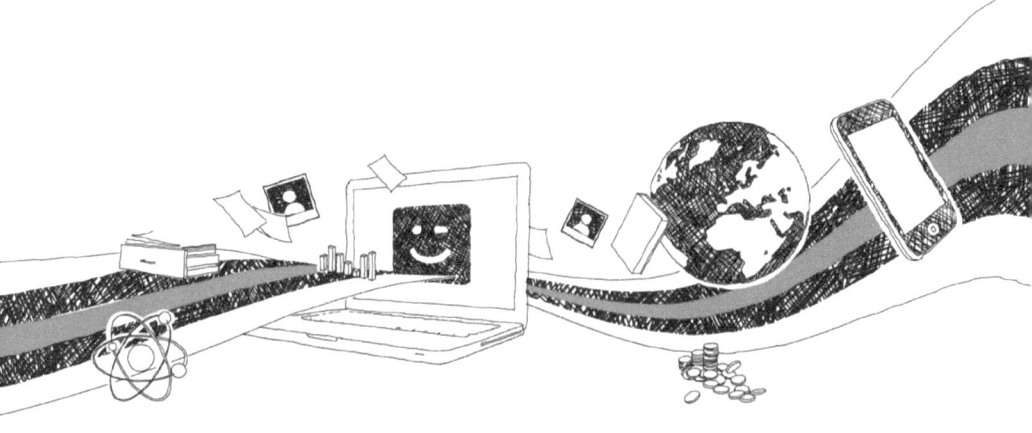

- Wir veröffentlichen Ihre Hausarbeit,
  Bachelor- und Masterarbeit

- Ihr eigenes eBook und Buch -
  weltweit in allen wichtigen Shops

- Verdienen Sie an jedem Verkauf

Jetzt bei www.GRIN.com hochladen
und kostenlos publizieren

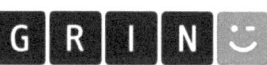